AF582192

TRAVAUX DU LABORATOIRE

DE

THÉRAPEUTIQUE EXPÉRIMENTALE

DE

L'UNIVERSITÉ DE GENÈVE

DIRIGÉ PAR

A. MAYOR

PROFESSEUR DE THÉRAPEUTIQUE

VIII

ANNÉES 1906-1908

GENÈVE
GEORG & Cie, LIBRAIRES-ÉDITEURS
Librairie de l'Université
1909

Extrait du *Journal de physiologie et de pathologie générale.*
N° 5. — Septembre 1906.

SUR LES PROPRIÉTÉS PHARMACODYNAMIQUES

DES SELS DE MAGNÉSIUM

Par **B. WIKI**[1]

Assistant au laboratoire de Thérapeutique expérimentale de l'Université de Genève

(Professeur A. Mayor).

L'anesthésique idéal restant encore à trouver, il est très naturel que le monde médical suive avec beaucoup d'intérêt les efforts des chimistes et les travaux des expérimentateurs dirigés vers la découverte de nouvelles substances douées de propriétés analgésiantes, ou vers l'utilisation, par des procédés nouveaux, des vertus anesthésiques appartenant aux médicaments anciennement connus.

Jusqu'ici l'on a cherché surtout à utiliser des corps appartenant à la chimie organique (éther, chloroforme, chlorure d'éthyle, etc.; alcaloïdes naturels ou artificiels). Si l'on fait abstraction du protoxyde d'azote, les substances inorganiques n'ont pas paru fournir de médicaments capables de produire l'anesthésie générale.

Aussi le travail de MM. S. I. Meltzer et John Auer, de l'Institut Rockefeller pour recherches médicales, travail paru dans le *Journal américain de Physiologie*[2], a-t-il eu un grand retentissement. Ce mémoire a été suivi d'une communication de M. Meltzer, faite à l'*Academy of Medicine de New York,* le 7 décembre 1905, et publié par la *Berliner klinische Wochenschrift*[3].

La plupart des grands périodiques médicaux de l'Europe ont

[1] Un résumé de ce mémoire a été communiqué à la Société de Biologie dans sa séance du 16 juin 1906. Voir *C. R. hebdom. de la Société de Biologie*, t. LX, n° 22, 22 juin 1906, p. 1008.

[2] Physiological and pharmacological studies of magnesium Salts. I. General Anaesthesia by subcutaneous injections. By S. I. Meltzer and John Auer. *American Journal of Physiology.* Vol. XIV. October 2, 1905, n° IV.

[3] Aus dem Rockefeller Institute for Medical Research. Die hemmenden und anästhesierenden Eigenschaften der Magnesiumsalze, von S. I. Meltzer, New-York. *Berliner klinische Wochenschrift*, 1906. N° 3.

reproduit ces publications, en entier ou sous forme de résumés (*Semaine médicale*, 1905, page 617; *Presse médicale*, 1906, page 67; *Therapeutische Monatshefte*, 1906, page 104, etc. etc.), mais en général sans y ajouter de commentaires.

Dans l'interprétation qu'ils ont donnée de leurs expériences, Meltzer et Auer nous ayant paru ne pas tenir compte d'une cause d'erreur qui provient de l'action du magnésium sur l'appareil nerveux moteur, nous avons repris leur travail original et examiné de plus près leurs assertions.

Meltzer et Auer mentionnent d'abord leurs travaux antérieurs sur les sels de magnésium, et esquissent une théorie de l'action de ce métal dans l'organisme animal. Le magnésium serait, d'après eux, doué de propriétés inhibitrices générales qui s'exerceraient vis-à-vis de l'énergie spécifique de tous les tissus.

Ils résument ensuite brièvement les travaux de divers auteurs sur les sels de magnésium; cet exposé historique s'arrête à 1890. Enfin ils relatent une série d'expériences, avec procès-verbaux détaillés. Ces expériences ont été faites sur des lapins, des chats, des chiens, des cobayes, des rats, des grenouilles et sur divers oiseaux. Meltzer et Auer ont pratiqué des injections hypodermiques ou intra-musculaires de solutions concentrées (de 19 à 25 %) de chlorure ou de sulfate de magnésium. Leurs résultats ont été constamment comparables, et ils les résument eux-mêmes de la manière suivante:

« Une certaine dose de sulfate de magnésium produit une anesthésie profonde, qui est souvent de longue durée, avec relâchement complet de tous les muscles volontaires et abolition de quelques réflexes les moins importants. Cette anesthésie se termine par le rétablissement complet de l'animal. Une forte dose d'un sel de magnésium produira l'anesthésie profonde et une paralysie généralisée qui plus ou moins tardivement amènera la mort calme (calm death) sans qu'elle ait été précédée ou accompagnée d'aucun symptôme d'excitation. — Jamais aucun signe d'excitation n'a été observé. Donc les sels de magnésium sont doués d'un pouvoir anesthésique prononcé (strong anæsthesic powers). »

Les deux auteurs ajoutent que cette propriété des sels de magnésium n'a jamais été décrite, qu'elle n'a été l'objet d'aucune étude spéciale.

En effet, les traités de thérapeutique usuels indiquent seulement, d'habitude, que les sels de magnésium, introduits directement dans la circulation, ont une action déprimante sur le système nerveux. Nous faisons naturellement abstraction des effets du magnésium sur le cœur, la respiration, etc., etc.

Dans les « Nouveaux éléments de matière médicale et de thérapeutique de Nothnagel et Rossbach [1] » on trouve le passage suivant :

« L'excitabilité réflexe disparait complètement 20 minutes après le commencement de l'injection (de sulfate de magnésium dans la circulation), et elle peut encore faire défaut 1 h. $^{1}/_{2}$ après la disparition de la paralysie respiratoire. Les mouvements volontaires reviennent beaucoup plus tôt que les réflexes. »

Stokvis [2] indique que les sels de magnésium exercent une influence fortement dépressive sur le système nerveux central, et il cite à l'appui de sa thèse les noms de Curci et de Binet.

Meltzer et Auer, dans leur court historique, mentionnent les travaux de Luton, Recke, Hay, Mickwitz, Clessin ; mais ils semblent n'avoir pas eu connaissance des travaux fondamentaux de P. Binet.

Or, Binet [3] a nettement établi que l'interprétation des phénomènes observés par Mickwitz [4] et autres, après injection de sels de magnésium, est erronée. Voici ce qu'il écrit (page 529, *l. c.*) :

« D'après Mickwitz, du côté du système nerveux on observerait chez la grenouille une paralysie des centres (nerveux) et chez les animaux à sang chaud une diminution de l'excitabilité réflexe. Nos expériences nous ont conduit à des résultats assez différents. — Chez les animaux à sang chaud, à la suite d'injections sous-cutanées (de sels de magnésium) on voit survenir de la faiblesse. L'animal se tient avec peine sur ses jambes. Bientôt il tombe sur le flanc, réagit de moins en moins aux excitations et reste enfin absolument inerte. La respiration, bien qu'un peu troublée, ralentie et anhélante, continue, cependant, à entretenir la vie, si la dose n'a pas été trop élevée. Parfois il se produit des pauses et la mort surviendrait si l'on ne pratiquait pas la respiration artificielle. — Du côté du système nerveux, nous avons reconnu, *contrairement aux résultats acquis jusqu'à présent, que l'action est essentiellement périphé-*

[1] Traduction française par Alquier. Paris. Baillière. 1889, page 87.

[2] *Leçons de Pharmacothérapie*. Traduction française par de Buck et de Moor. Paris, Doin, 1898. Tome II, page 231.

[3] Recherches comparatives sur l'action physiologique des métaux alcalins et alcalino-terreux. *Revue médicale de la Suisse romande*, 1892, p. 523 et 593.

[4] Vergleichende Untersuchungen über die physiologische Wirkung der Alkalien und alkalischen Erden. *Thèse de Dorpat*, 1874.

rique[1]. Si l'on dénude un nerf chez un animal plongé dans l'inertie motrice à la suite d'une injection d'un sel de magnésium, on constate que ce nerf est absolument inexcitable.

« Chez la grenouille, en isolant à l'aide d'une ligature le train postérieur du corps et en ménageant les nerfs sciatiques selon la méthode bien connue de Cl. Bernard pour l'étude du curare, on observe des phénomènes absolument analogues à ceux que l'on obtiendrait avec ce dernier corps. Comme avec le curare, les nerfs périphériques se paralysent seulement dans les régions qui n'ont pas été protégées par la ligature, et les réactions des membres postérieurs *démontrent l'intégrité des centres nerveux*[2], la persistance des phénomènes réflexes et volontaires. Les *sels de magnésium agissent donc sur le système nerveux à la manière du curare. Mais ils en diffèrent par ce fait que le fonctionnement des muscles respiratoires est plus tardivement atteint*[3].

« On peut voir en effet ce phénomène bizarre d'un animal à sang chaud complètement inerte, dont les nerfs périphériques sont inexcitables, et qui cependant continue encore à respirer. — L'excitabilité musculaire. comme celle du myocarde, ne diminue qu'avec des doses très élevées et tardivement. »

Ces recherches de Binet n'ont pas passé entièrement inaperçues. Lewin[4], à l'article *Magnésium*, écrit : Paralysie des plaques motrices, mais néanmoins les muscles repiratoires restent intacts plus longtemps que chez les animaux empoisonnés par le curare.

Fænkel[5] mentionne l'action paralysante précoce que les sels de magnésium exercent sur le système nerveux périphérique.

D'ailleurs le professeur Mayor montre à ses élèves chaque année, dans ses leçons de thérapeutique expérimentale, l'action curarisante des sels de magnésium. Voici, comme exemple, la relation de l'expérience faite, au cours, l'an dernier :

EXPÉRIENCE DU 23 MAI 1905.

LAPIN de 2,160 gr. *Injection intra-artérielle de chlorure de magnésium à 5 %. Arrêt de la respiration, abolition de l'excitabilité des nerfs moteurs.*

4 heures. On pratique la trachéotomie et on fixe une canule dans la trachée-artère du lapin. Une canule à robinet est introduite dans le bout central de l'artère fémorale droite. Le nerf crural gauche est soulevé par une anse de fil.

[1 2 3] C'est nous qui soulignons.

[4] *Traité de Toxicologie*. Traduit et annoté par G. POUCHET. Paris. Doin. 1903, page 267.

[5] *Arzneimittel Synthese*. Berlin. Springer. I. Edit. 1901, page 6.

4 h. 10. La carotide droite du lapin est mise en rapport avec le manomètre du kymographion de Ludwig.

4 h. 12. Début de l'expérience.

TEMPS	Pression sanguine en mm de mercure	Nombre des pulsations par minute	OBSERVATION
4^h14	103	254	
4^h20			Excitation faradique du nerf crural gauche. Violents mouvements de la patte post. gauche. Le lapin se débat ; ascension temporaire de la pression.
4^h48	102	260	
4^h50	104		Injection dans le bout central de l'artère fémorale droite de 1 c. c. de chlorure de magnésium à 5 %.
$4^h51'$	96	256	
$4^h51'30''$			Injection de 1 c. c. de $MgCl^2$ à 5 %.
$4^h52'—53'30''$			Injection de 6 c.c. de $MgCl^2$ à 5 % (= 0,40 $MgCl^2$ en tout).
$4^h54'$	80	232	
$4^h54'20''—55''$			Injection de 6 c. c. de $MgCl^2$ à 5 % (=0,70 $MgCl^2$ en tout).
$4^h56'$	86	228	
$4^h56'40''—57'30''$			Injection de 12 c. c. de $MgCl^2$ à 5 % (= 1,30 $MgCl^2$ en tout).
			Grande amplitude du pouls, irrégularité du cœur : cyanose des muqueuses, sang noirâtre. Respiration faible, rare, superficielle. Pas de mouvements convulsifs.
$4^h58'$	116		Arrêt de la repiration spontanée. Cœur lent, irrégulier, faux pas.
$4^h58'30''$			On établit la respiration artificielle.
5^h	60	232	Cœur régulier.
$5^h30''$			Injection de 6 c. c. de $MgCl^2$ à 5 % (= 1,60 $MgCl^2$ en tout).
$5^h3'$	50	216	
$5^h4'$			Faradisation, à plusieurs reprises, du nerf crural gauche. Aucune contraction musculaire dans la patte postérieure gauche. Aucun mouvement du lapin. Ascension de la pression à 57 mm. La faradisation directe des muscles produit des contractions normales. L'expérience est continuée dans le but de démontrer les effets délétères sur le cœur.
$5^h5'—6'20''$			Injection de 18 c. c. de $MgCl^2$ à 5 % (= 2,50 $MgCl^2$ en tout).
$5^h7'$	36	164	Irrégularités du pouls, faux pas du cœur.
$5^h8'$	34	150	
$5^h9'—11'$			Injection de 20 c. c. de $MgCl^2$ à 5 % (3,50 de $MgCl^2$ en tout).
$5^h12'$	22		Cœur extrêmement irrégulier.
$5^h13'30''$	26	100	Ouverture du thorax, sans que l'animal fasse le moindre mouvement.
$5^h15'$			Le cœur est irrégulier, les battements faibles. L'on sacrifie l'animal.

Dans cette expérience la respiration s'est arrêtée après une injection de 1gr, de chlorure de magnésium, ce qui correspond à 0gr,60 environ par kilo de lapin.

L'abolition de l'excitabilité des nerfs moteurs *a été constatée* après une injection de 1gr, 60 correspondant à 0gr,74 de $MgCl^2$ par kilo.

Or, rien ne prouve que l'inexcitabilité du nerf cural au courant faradique n'existait pas déjà avant qu'on l'eût recherchée. En effet, au moment où l'animal cessa de respirer, on observa bien une assez forte ascension de la pression, mais sans qu'il y eût trace de mouvements convulsifs. Il est donc pour le moins probable que déjà au moment ou survint l'arrêt des mouvements repiratoires, les nerfs moteurs étaient inexcitables.

D'ailleurs le procédé consistant dans l'introduction immédiate d'un poison dans le torrent circulatoire modifie toujours, plus ou moins, la succession des phénomènes. L'injection intra-artérielle agit d'une manière brutale et précipite les événements. Dans le cas particulier elle a amené une précocité relative de la paralysie respiratoire par rapport à la paralysie des terminaisons des nerfs moteurs.

Ce que nous venons de rapporter au sujet de l'action curarisante du magnésium démontre que, lorsque Stokvis se réfère à Binet pour déclarer que les sels de magnésium dépriment le système nerveux *central*, c'est là le résultat d'une erreur. Dans son tableau synoptique résumant l'action des métaux alcalins et alcalino-terreux, Binet, en effet, caractérise le magnésium par ces mots : « Arrêt du cœur en diastole, inertie motrice d'origine *périphérique* ; action curarisante. »

Meltzer et Auer décrivent minutieusement et d'une manière saisissante la marche envahissante de la paralysie chez leurs animaux en expérience. Mais ils n'ont pas cherché systématiquement l'état d'excitabilité des nerfs moteurs dans les différents stades de l'empoisonnement. Les quelques expériences faites dans le cours de leurs recherches, et où l'excitation d'un nerf produisait des mouvements, ont dû nécessairement les confirmer dans leur idée que l'immobilité dépendait des centres nerveux.

En parcourant les procès-verbaux de leurs expériences on trouve (page 371) qu'un lapin, après avoir reçu 1gr75 de sulfate de magnésium par kilo, a été opéré sans montrer de signes de douleur, et cependant il entre en convulsions quand on bouche sa canule trachéale. Mais ceci se passait 2 h. 37 m. après l'injection hypodermique de magnésium. Un autre lapin, 1 h. 30 m. après l'injection de 1gr,50 par kilo, pouvait déjà se tenir sur ses pattes (page 370). Un lapin ayant reçu 1 gr. de chlorure de magnésium par kilo, et supportant sans bouger une opération, réagit à l'excitation du nerf sciatique 1 h. 35 m. après l'injection (pages 374-375). Les auteurs n'ayant pas publié d'autres expériences sur des lapins intoxiqués avec le chlorure de magnésium, on peut supposer que la curarisation a été incomplète.

La même remarque peut se faire en ce qui concerne le chien (page 378) qui « profondément anesthésié reçut une dose mortelle de strychnine et répondit rapidement par des convulsions violentes. »

Meltzer et Auer écrivent (page 377). « Il vaut la peine de remarquer (note worthy) que chez les chats l'anesthésie s'établit avant l'abolition de tous les mouvements volontaires et réflexes » ; et ailleurs (page 388) : « Chez les chats et les chiens un état d'anesthésie profonde, l'absence de la sensation à la douleur et un relâchement musculaire complet peuvent se développer avant qu'on ait obtenu l'abolition complète du réflexe conjonctival. En outre, chez ces animaux l'état d'anesthésie complète (absence de sensation douloureuse) paraît être atteint avant qu'il n'existe une abolition complète de tous les mouvements volontaires. »

Cette affirmation est évidemment discutable. Expérimentalement, et chez l'animal, l'anesthésie profonde ne peut guère être reconnue que par l'extinction de tout mouvement volontaire et réflexe, ainsi que par le relâchement musculaire complet. Toutefois, il faut le reconnaître, alors que chez l'homme l'anesthésie chloroformique en est encore à la période dite célébrale, c'est à dire avant que l'action du poison sur la mœlle ait supprimé les réflexes et les réactions musculaires, la sensibilité consciente paraît éteinte. Et certaines substances, le chlorure d'éthyle, le chloralose, le véronal, amènent, sans provoquer la résolution musculaire, parfois même en exagérant la réflectivité, un état de sommeil qui semble accompagné d'anesthésie complète.

C'est le souvenir de ces faits expérimentaux et cliniques qui, sans doute, a empêché Meltzer et Auer de s'étonner vis-à-vis de ces animaux qui, en apparence anesthésiés, conservaient leurs réflexes et mêmes leurs mouvements volontaires. Mais remarquons que la curarisation produite par les sels de magnésium explique, elle aussi, et très facilement, tous les faits observés par Meltzer et Auer. Le propre de la curarisation est, en effet, de s'établir graduellement, de ne point atteindre simultanément toutes les terminaisons nerveuses motrices. Elle s'observe habituellement d'une manière plus précoce près de l'endroit de l'injection de la substance employée. Le curare, il est vrai, atteint les plaques motrices du phrénique *avant* les plaques motrices des muscles en général ; ce qui avait donné lieu à cette interprétation erronée que le mammifère curarisé meurt par arrêt de la respiration d'origine centrale.

Or la curarisation par le magnésium offre un caractère tout spécial, qui explique l'erreur de Meltzer et Auer, et sur lequel nous devons insister. Le magnésium, comme Binet l'a très bien établi, n'atteint la plaque motrice du phrénique qu'*en dernier lieu*. C'est ce qui, si longtemps, a permis de méconnaître son action curarisante. L'on conçoit que, voyant immobile, et sans grandes réactions, un animal qui continue à respirer, l'on ne songe pas tout de suite à incriminer une action semblable à celle du curare. Enfin, il est un fait établi expérimentalement : c'est que la curarisation peut être assez forte pour rendre impossible tout mouvement volontaire ou réflexe, tandis qu'un fort courant faradique, traversant un nerf moteur, éveillera encore une contraction musculaire. Les expériences citées de Meltzer et Auer n'infirment donc nullement celles de Binet ; et dès maintenant nous serions en droit de conclure que, par le fait d'une erreur d'interprétation très compréhensible, dont nous venons d'exposer les raisons, les auteurs américains ont été amenés à considérer comme *anesthésiés* des animaux simplement *curarisés*. Mais l'on pourrait nous objecter que curarisme et anesthésie ne sont pas exclusifs l'un de l'autre, et que rien n'empêcherait que les animaux de Meltzer et Auer eussent présenté simultanément les deux ordres de phénomènes.

A l'encontre de cette manière de voir s'élèvent deux faits expérimentaux : l'un que nous relevons dans le mémoire même que nous critiquons, l'autre que nous établirons par les expériences personnelles que nous relaterons tout à l'heure. Voyons le premier de ces faits.

Nos deux auteurs ont judicieusement observé (page 373) qu'un lapin, immobilisé par le magnésium, dont le réflexe conjonctival était aboli, mais qui avait conservé sa respiration spontanée, s'arrêtait de respirer sitôt qu'on lui mettait de l'éther devant le nez. Meltzer et Auer ajoutent (page 387) que le lapin normal auquel on présente, devant le nez, du chloroforme ou de l'éther, montre habituellement cet arrêt de la respiration ; mais que cela n'arrive qu'au début de l'anesthésie et jamais quand l'animal est déjà fortement influencé par l'anesthésique. Cette remarque est très juste et tous les expérimentateurs l'ont vérifiée : le réflexe nasal arrestateur de la respiration disparaît avec l'entrée en scène de l'anesthésie.

Le fait expérimental que signalent les hauteurs américains s'explique admirablement, lorsque l'on connaît l'action curarisante du magnésium. Et cette expérience peut justement servir à prouver que l'animal, qui paraît si profondément anesthésié ne l'est point en réalité ; qu'il est immobilisé simplement par paralysie périphérique. Mais Meltzer et Auer, entraînés par leur opinion sur l'action anesthésiante du magnésium, ont été amenés, pour expliquer cette expérience gênante, à une hypothèse absolument gratuite. Les sels de magnésium, qui diminuent, disent-ils (page 388),ou abolissent temporairement, beaucoup de mouvements réflexes, n'agissent pas (*does not interfere*) sur le réflexe inhibitoire de la respiration, exercé par le trijumeau.

De ce qui précède nous sommes obligé de conclure que, si Meltzer et Auer ont observé avec beaucoup de rigueur les phénomènes présentés par leurs animaux, ils ont été induits en erreur lorsqu'il s'est agit d'interpréter leurs expériences.

Cependant Binet n'ayant établi irréfutablement l'influence curarisante des sels de magnésium que chez la grenouillle, nous avons tenu, par quelques expériences sur le lapin, à mettre en évidence cette même influence chez les animaux à sang chaud. Chez ceux-ci l'on ne peut se servir de la méthode de Cl. Bernard sans la modifier. Car l'interruption de la circulation sanguine dans un membre entraîne à brève échéance l'abolition de l'excitablilité de la plaque motrice. Pour obvier à cette difficulté, nous avons imaginé le procédé suivant.

Un lapin, destiné à être intoxiqué avec du sulfate de magnésium, est anesthésié à l'éther. On pratique la laparotomie basse, et l'on dénude l'artère et la veine iliaques externes d'un côté. Un second lapin dont le sang a été rendu incoagulable par une injection d'extrait de sangsue, préparé d'après la méthode de Bock[1], est anesthésié à son tour, et l'on met à nu une artère carotide et la veine jugulaire correspondante. On

[1] *Archiv für experiment. Pathol. und Pharmakolog.* Tome XLI, page 160.

lie alors les vaisseaux iliaques du premier lapin, et on met en rapport le bout phériphérique de son artère iliaque avec le bout central de l'artère carotide du second ; puis le bout central de la veine jugulaire de ce second lapin est mis en continuité avec le segment périphérique de la veine iliaque du premier. Le lapin destiné à recevoir l'injection de sulfate de magnésium, a donc une patte postérieure soustraite à sa propre circulation sanguine ; mais dans cette patte postérieure la vie est entretenue par le sang que lui envoie le lapin normal.

Nous avons préféré intoxiquer le lapin par une injection de sulfate de magnésium dans le péritoine. Ce procédé d'intoxication ne diffère pas essentiellement du procédé par voie hypodermique ou intra-musculaire. Par contre il agit plus vite, et l'on risque moins d'avoir une coagulation sanguine dans les tubes et canules réunissant les deux systèmes circulatoires.

D'ailleurs, comme Binet l'a démontré le premier, et comme le professeur Mayor l'a souvent répété, on arrive à la curarisation même lorsque l'on injecte les sels de magnésium directement dans le système vasculaire. L'injection intra-sanguine agissant d'une manière brutale, il faut y procéder très prudemment, sans quoi l'on risque, comme avec des sels de potassium, de tuer l'animal par le cœur, avant d'observer les phénomènes généraux.

En outre, l'injection intra-vasculaire, et même l'injection intra-péritonéale, agissant avec une très grande rapidité, diminuent fortement l'intervalle qui sépare, lorsqu'on dépose le poison sous la peau, la paralysie des plaques motrices du phrénique de l'apparition de la paralysie dans la musculature générale.

Nous avons répété notre expérience, et obtenu constamment le même résultat. Nous ne relatons donc ici qu'un seul procès-verbal, comme exemple.

LAPIN de 2,040 grammes. — *Injection intra-péritonéale de magnésium. — Action curarisante.*

2 avril 1906.

3h 50'. Le lapin, fixé sur un plateau de Malassez, est endormi à l'éther et opéré d'après le procédé décrit plus haut. La patte postérieure gauche, soustraite à sa circulation propre, reçoit du sang d'un second lapin.

Le nerf sciatique droit est soulevé par une anse de fil ; une canule est fixée dans la trachée.

4h 30'. Le lapin est complètement réveillé.

Le réflexe cornéen est normal.

Un tiraillement sur le nerf sciatique droit produit une réaction générale de l'animal, des mouvements violents de la tête et des quatres membres.

4h 34'. Injection dans le péritoine (à travers la plaie abdominale résultant de la laparotomie) de 20 c. c. de sulfate de magnésium à 25 %. Le bassin du lapin est soulevé pour empêcher l'écoulement, au dehors, du liquide de l'injection.

4h 40'. Respiration lente, faible.

Le tiraillement du nerf sciatique droit produit une réaction générale faible, mais des mouvements intenses dans la cuisse gauche.

4h 41'. On établit la respiration artificielle, quoique la respiration spontanée ne soit pas encore arrêtée.

4h 42'. Mouvements respiratoires du museau arrêtés.

La tête, soulevée, retombe lourdement sur le plateau.

Le lapin réagit faiblement au tiraillement du nerf sciatique droit ; la cuisse gauche seule est agitée fortement.

4h 44'. Id.

4h 45'. Faradisation du nerf sciatique droit (distance des bobines, 22 centimètres).

Violentes réactions de la cuisse gauche. Faibles mouvements des trois autres membres et de la tête.

4h 47'. Faradisation du sciatique droit (distance 20).

Violente réaction de la cuisse gauche.

Trace de mouvements dans les trois autres membres, le tronc et la tête.

Réflexe cornéen faible.

4h 51'. Faradisation du sciatique droit (distance 15).

Violente réaction de la cuisse gauche.

Aucun mouvement dans les trois autres membres.

Quelques faibles mouvements de la face.

4h 56'. Animal absolument flasque.

Réflexe cornéen aboli.

4h 57'. Faradisation du sciatique droit (distance 15).

Violente réaction de la cuisse gauche.

Aucun mouvement des trois autres membres, du tronc et de la tête.

4h 59'. Id.

5h. On arrête la respiration artificielle.

5h 1'-2'. Mouvements convulsifs, allant en diminuant, et exclusivement localisés dans la cuisse gauche.

5h 3'. Arrêt du cœur.

De ces expériences il ressort clairement que les sels de magnésium, outre leur influence sur le cœur, agissent à la manière du curare, non seulement chez les animaux à sang froid, mais encore chez ceux à sang chaud. Les résultats énoncés par Binet sont donc entièrements exacts.

En outre, les expériences dont nous venons de donner un

exemple démontrent, nous semble-t-il, que les nerfs sensitifs de l'animal intoxiqué par le magnésium conservent leur conductibilité, et que les centres nerveux correspondant n'ont point perdu leur activité. L'électrisation du sciatique droit ne provoque plus. lorsque l'effet du poison est manifeste, aucune autre réaction motrice que celles qui ont pour siège le membre inférieur gauche, et la forme, l'intensité de ces réactions motrices, leur continuité tant que persiste l'excitation douloureuse, nous ont bien semblé caractériser des manifestations de la douleur plus que de simples réflexes. C'est là le second fait expérimental auquel nous faisions allusion plus haut, et qui démontre que l'animal empoisonné par le magnésium est curarisé sans être simultanément anesthésié.

En ce qui touche les expériences de Meltzer et Auer, la conclusion nous paraît donc s'imposer.

Comme nous le disions plus haut. en face d'un animal qui ne réagit plus aux impressions douloureuses qu'on lui fait subir, et dont néanmoins la respiration se continue, la première hypothèse qui se présente à l'esprit n'est pas celle du curarisme. Et c'est bien ce qui avait engagé les auteurs, qui autrefois se sont occupés de la question, à affirmer que le magnésium exerçait sur le système nerveux central une action profondément déprimante.

Examinant les faits expérimentaux de plus près, Meltzer et Auer ont été amenés à faire porter cette action dépressive d'une façon prédominante sur les centres sensitifs. Mais, nous le répétons, cette notion établie par Binet, que le magnésium est un poison curarisant, renverse forcément l'interprétation de l'expérience. Et si, à la lumière de cette même notion, que nous venons de démontrer exacte par l'animal à sang chaud, nous analysons les protocoles de Meltzer et Auer, nous reconnaissons que les détails qui y sont relatés s'expliquent tous, facilement, par la paralysie de la plaque motrice. Par contre l'action anesthésiante du magnésium doit être révoquée en doute.

Dans ce mémoire nous avons complètement laissé de côté la question de l'injection intra-rachidienne des sels de magnésium. M. Meltzer, dans sa communication faite le 7 décembre 1905 à l'Académie de médecine de New-York, dit qu'il a obtenu l'anesthésie du train postérieur chez l'animal après injection intra-rachidienne de sels de magnésium, et que ce procédé a déjà été appliqué à l'homme, où il aurait même, dans certains cas, produit une anesthésie générale profonde.

Cette question mériterait un examen approfondi. Mais *a priori* on peut supposer que le fait, établi par Meltzer et contrôlé par des chirurgiens (Haubold, Blake, Willy Meyer) est susceptible d'une interprétation différente de celle donnée par l'auteur.

Il s'agit probablement d'une action purement locale d'une solution saline concentrée sur la moelle et les racines nerveuses, d'une déshydratation abolissant temporairement la fonction de ces éléments.

Mais alors on peut se demander si des organes de la fragilité de la moelle épinière et des racines nerveuses supporteront impunément un traitement aussi violent. Quels seront les résultats éloignés de ces interventions peut-être téméraires ? C'est ce que ne nous ont pas encore révélé les quelques publications parues sur ce sujet.

www.ingramcontent.com/pod-product-compliance
Lightning Source LLC
LaVergne TN
LVHW050520160826
845677LV00004B/1244
9782329635064